AF466159

DEUX PROBLÈMES

DE

PHYSIOLOGIE

par

LE Dr LÉON LIÉGARD

ANCIEN INTERNE DES HÔPITAUX DE PARIS
PROFESSEUR A L'ÉCOLE DE MÉDECINE DE CAEN

CAEN
CHEZ F. LE BLANC-HARDEL, IMPRIMEUR
RUE FROIDE, 2

1865

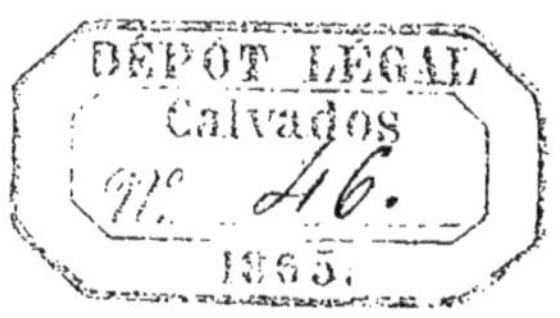

DEUX PROBLÈMES

DE

PHYSIOLOGIE

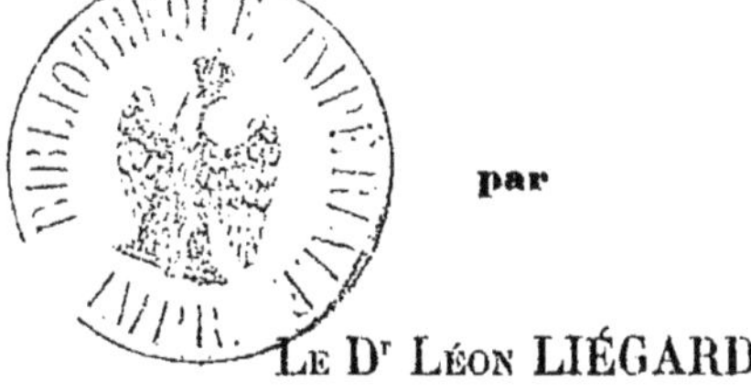

par

Le Dr Léon LIÉGARD

ANCIEN INTERNE DES HÔPITAUX DE PARIS
PROFESSEUR A L'ÉCOLE DE MÉDECINE DE CAEN

CAEN
CHEZ F. LE BLANC-HARDEL, IMPRIMEUR
RUE FROIDE, 2

1865

A MON BIENVEILLANT AMI

M. LE DOCTEUR LESAUNIER.

VISION SIMPLE

DE

LA DOUBLE IMAGE OCULAIRE.

Quand on étudie la physiologie oculaire, on se trouve embarrassé par la solution d'un problème singulier : si nous examinons un objet, il produit sur nos organes une double impression ; il engendre une image sur chacun de nos yeux, et cependant nous ne voyons qu'un seul objet ; il y a donc impression double et sensation simple. Quelle est l'explication de ce phénomène ?

La réponse à cette question a, jusqu'à présent, été si peu satisfaisante que beaucoup de physiologistes ont supprimé l'une des images comme nuisible, accusant, sans paraître s'en douter, un organe aussi parfait que l'appareil optique, d'être vicieux dans son principe. C'est ainsi, par exemple, que Gerdy, expérimentateur ingénieux et patient, penseur profond, écrivain remarquable, croyait avoir trouvé le mot de l'énigme en disant que l'attention ne pouvait se porter à la fois que sur une des images ; que d'autres ont assuré que nous voyons réellement les objets doubles, mais que le toucher venait rectifier l'erreur de la vue, etc. Il existe, il est vrai, des explications plus ingénieuses et plus plausibles ; mais aucune, à ma connaissance, n'a résolu la difficulté (1).

J'ai donc voulu chercher quelque chose de plus satisfaisant, et, pour y parvenir, j'ai employé le procédé indiqué par Newton ; j'ai réfléchi, et c'est le résultat de mes recherches que je vais exposer ici.

Deux images font bien réellement impression sur chacune de nos rétines ; l'acte intellectuel qui constitue la perception, c'est-à-dire la prise de connaissance par le sensorium, saisit la résultante, la somme de ces deux images : de sorte que l'image droite, par exemple, devient le renfoncement de l'image gauche, ce qui produit une sensation plus vive ; personne n'ignore, en effet, que la vue est plus claire avec les deux yeux.

(1) Muller a établi que chacune des rétines possédait des points qu'il a nommés identiques, et qui ont acquis l'habitude de voir ensemble : de sorte que, si deux points identiques reçoivent l'impression du même point lumineux, la vision est nette ; si le même point lumineux fait impression sur des points non identiques, la vision est confuse ou double : c'est, j'en conviens, la constatation d'un fait exact, mais non pas l'explication du phénomène ; en effet, si Muller prétend que l'habitude seule a développé l'identité, je pense qu'il s'est trompé ; si, au contraire, il a voulu établir uniquement le fait des points identiques, il a eu raison de signaler cette particularité ; mais la question n'en subsiste pas moins tout entière ; elle est seulement déplacée, car l'important est de savoir pourquoi les points identiques sont identiques. J'ai l'espoir de résoudre cette question dans la présente étude.

Les deux images se superposent l'une sur l'autre par un mécanisme que je vais bientôt essayer d'expliquer; et, comme elles ne sont pas tout-à-fait identiques, les points vus de face étant communs à chacune offrent une vigueur plus grande et font saillie; au contraire, les points particuliers à chaque image, généralement vus de côté, c'est-à-dire suivant l'épaisseur, sont perçus avec moins de vivacité; l'association de ces deux dispositions fournit à l'intelligence la connaissance du relief.

Entrons plus avant dans l'analyse des faits: nous voyons deux images et nous prenons connaissance de leur somme. Voici deux expériences bien simples qui le démontrent :

Je prends un couteau et j'en place la lame, le tranchant tourné de mon côté, à 30 ou 40 centimètres de la ligne médiane de mon visage; je ferme l'œil droit, je vois alors le tranchant de la lame et le plat de cette lame qui se trouve à ma gauche. Si j'ouvre l'œil droit, fermant l'œil gauche, je verrai disparaître le plat de la lame qui se trouve à ma gauche, et celui qui se trouve à ma droite apparaîtra; si j'ouvre les deux yeux, je verrai à la fois le tranchant et les deux faces de la lame; cette dernière image est donc bien la résultante des deux premières.

Autre expérience : je vise un point de mire, une ligne verticale blanche sur un tableau noir; je ferme et ouvre alternativement mes deux yeux, de manière à ouvrir l'un en fermant l'autre; je vois alors la ligne se déplacer un peu, tantôt vers la droite, tantôt vers la gauche. Mais quand, un des yeux étant ouvert et fixant le point de mire, j'ouvre aussi l'autre œil, je vois une seconde ligne courir vers la première et les deux se fondre rapidement en une seule.

Cette dernière expérience démontre que, pour voir un seul objet avec les deux images, il est indispensable qu'elles soient exactement superposées et que les organes moteurs de l'œil soient chargés de produire cette superposition, c'est-à-dire de les adapter l'une à l'autre. Cela ne se fait pas toujours sans effort : témoin la difficulté que nous éprouvons souvent à voir un tableau unique avec le stéréoscope : on a pu alors observer, à un moment donné, l'une des images passant sur l'autre, puis l'une et l'autre se fondre en une seule, parfaitement nette et présentant un relief remarquable ; c'est que les yeux se sont placés dans la condition où l'image d'une rétine correspond exactement à celle de l'autre rétine ; elles sont alors, ainsi superposées, portées par une voie unique au sensorium.

De toutes mes assertions, j'espère donner une démonstration sensible, presque matérielle, et faire comprendre par quelle voie la nature arrive à ces résultats.

Je précise d'abord le problème : étant données deux images oculaires juxtà-posées, comment l'entendement prend-il connaissance de ces deux images superposées, de manière à constituer une seule figure nette ? Par quel mécanisme l'économie atteint-elle ce but ?

La réponse à cette importante question est tout entière dans la détermination du lieu où l'image se peint sur chacune des rétines, et dans l'étude de la structure anatomique de ce réceptacle (1). Je chercherai d'abord la solution pour un seul point : celui de la vision parfaitement distincte ; ce point est mathématique, les expériences de Gerdy l'ont démontré. Je ferai ensuite la même recherche pour des images plus étendues, en procédant du simple au composé.

De l'anatomie de l'appareil oculaire, je rappellerai seulement certains détails, en insistant particulièrement sur quelques dispositions de la structure des nerfs optiques et des rétines, plus spéciaux à la solution du problème.

Des deux couches optiques droite et gauche naissent les deux nerfs optiques ; l'un et l'autre s'unissent au chiasma ; après le chiasma ou entrecroisement, chacun des nerfs diverge et se rend au globe oculaire correspondant ; mais, au chiasma, il s'est passé un fait tellement important pour la physiologie qu'il y aurait confusion à donner le même nom à la partie de l'organe qui se trouve du même côté, en avant du chiasma ou en arrière de lui, puisque ces deux portions sont composées d'éléments différents. J'appellerai donc nerf optique droit toute la partie de ce nerf qui se trouve entre la couche optique droite et le chiasma ; je pourrai me servir du même mot pour désigner les deux branches de terminaison du nerf ;

(1) C'est encore une question en litige aujourd'hui, de savoir si le sensorium est actif ou passif dans les sensations : s'il va voir ce qui se passe dans l'œil, en regardant, pour ainsi dire, à travers les nerfs optiques, ou bien si ceux-ci reviennent chargés de l'impression lumineuse pour la transmettre au sensorium. Quelle que soit la manière d'envisager la question, la voie à parcourir étant identique, la solution de notre problème sera la même pour l'un et l'autre cas.

mais j'appellerai *tige oculaire* droite la portion antérieure de l'organe qui se rend du chiasma au globe de l'œil droit. J'emploierai des dénominations semblables pour le côté gauche.

Le fait important du chiasma, c'est l'entrecroisement du faisceau interne des deux nerfs optiques, pour aller constituer le faisceau interne de la *tige oculaire* du côté opposé, le faisceau externe continuant son trajet vers l'œil de son côté en constituant le faisceau externe de sa tige.

Lorsque la *tige oculaire* arrive au globe de l'œil, son expansion forme la rétine, toile nerveuse, très-fine qui tapisse la choroïde. Bien qu'il soit très-difficile de dire d'une manière absolue où, dans cette toile sensible, se trouve le faisceau externe de la *tige oculaire*, où se trouve son faisceau interne, il est bien admis que la partie qui se trouve en dedans de la papille optique appartient plus particulièrement au faisceau interne, provenant du nerf opposé, et que toute celle qui est en dehors de la papille appartient davantage au faisceau externe, fourni par le nerf du même côté. Mais la ligne de démarcation est loin d'être nette entre ces deux moitiés, et il existe certainement en dehors de la papille une zone anastomotique d'une certaine étendue, s'amoindrissant de plus en plus et dans laquelle existent un grand nombre de filets nerveux du faisceau interne, de même qu'en dedans de cette papille les filets du faisceau externe se prolongent en diminuant de plus en plus. J'appelle cette partie, plus ou moins formée par les deux, les faisceaux : *zone commune*. Cette *zone commune* est surtout comprise entre deux plans ver-

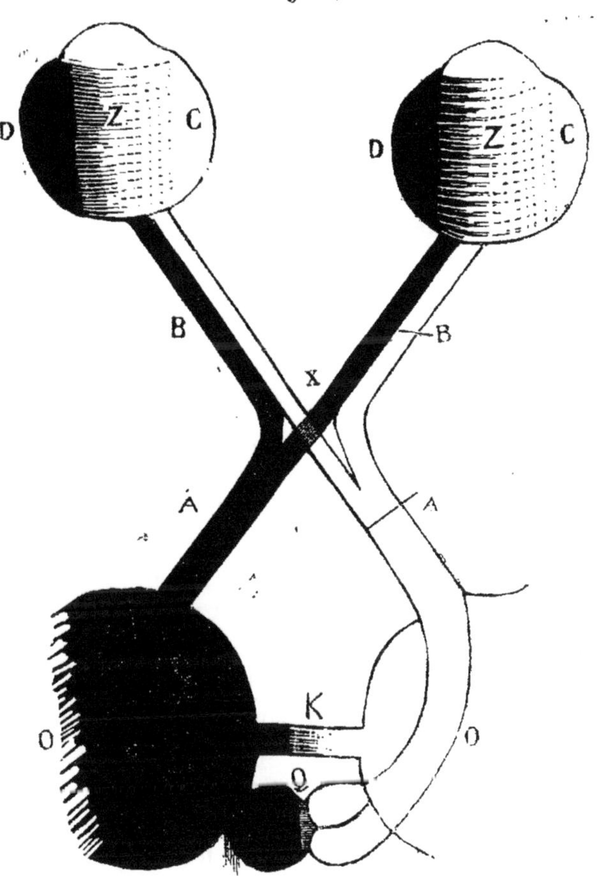

IDÉE SCHÉMATIQUE DU TRAJET ET DE LA DISTRIBUTION DES NERFS OPTIQUES :

A A Nerfs optiques.
B B Tiges oculaires.
C C Portion des rétines affectée à la distribution du nerf droit.
D D Portion affectée à la distribution du nerf optique gauche.
Z Z Zone commune.
O O Couches optiques.
K Commissure postérieure.
X Chiasma.
Q Tubercules quadrijumeaux.

ticaux tangents, l'un à l'extrémité externe du diamètre horizontal de la tache jaune, l'autre à l'extrémité interne du diamètre horizontal de la papille. Je pense que telles sont ses limites, parce que ce sont les deux points extrêmes de l'insertion de la papille optique, qui, placée dans le principe à la tache jaune, s'est progressivement portée beaucoup plus en dedans, tissant, pour ainsi dire, dans son parcours la zone intermédiaire ou *zone commune*.

Eh bien ! c'est cette *zone commune* qui reçoit toutes les impressions de la vue distincte, comme j'espère le démontrer : la nature a voulu qu'elle soit toujours dans une position verticale, afin de maintenir les rapports de droite et de gauche ; c'est pour cela que, si nous inclinons la tête latéralement, les muscles obliques maintiennent le globe oculaire en le faisant rouler sur son axe antéro-postérieur, autant qu'il est nécessaire pour ne pas détruire la position respective de ses deux moitiés.

Tout est disposé pour que la *zone commune* serve constamment d'écran ; à cause de la configuration du globe oculaire, sa partie moyenne se trouve placée directement en face de la pupille, et l'axe visuel principal y vient aboutir. Enfin, les mouvements du globe oculaire sont tous institués pour tourner cet écran vers les objets dont il doit recevoir l'image.

Les moyens par lesquels j'ai recherché expérimentalement le point où venait se peindre l'objet, dans la vision parfaitement distincte, ne sont certainement pas d'une précision mathématique, mais ils suffisent pour l'étude que nous avons entreprise.

Posons d'abord ce principe incontestable : pour voir distinctement, il faut regarder en face ou très-peu obliquement. Si l'objet que nous cherchons à distinguer se trouve un peu de côté, nous pouvons l'apercevoir assez clairement en dirigeant les pupilles de son côté; mais nous le voyons un peu moins bien. Si l'objet est tout-à-fait de côté, il est vu confusément, et si nous voulons l'examiner, il faut tourner la tête, ce qui nous ramène à regarder en face. Nous n'avons donc à nous occuper, en ce moment, que de la vision directe ou très-peu oblique.

Pour observer ce qui se passe dans ce cas, j'ai construit deux figures coloriées représentant exactement une coupe horizontale des globes oculaires; j'ai laissé en blanc la portion la plus interne de l'œil gauche, à partir de la papille et la portion externe de l'œil droit en dehors de la tache jaune; j'ai colorié en noir les parties correspondantes de gauche dans les deux yeux, et j'ai fondu les deux teintes dans la zone qui s'étend de la papille à la tache, représentant ainsi par la couleur noire la distribution du nerf optique gauche; par la couleur blanche celle du nerf optique droit, et par la couleur grise, union des deux teintes, dégradée vers le blanc à droite et vers le noir à gauche, la *zone commune*. J'ai déterminé sur ces figures le centre des pupilles et le point par lequel passe l'axe vertical du globe; puis, fixant ces figures sur un plan horizontal, à la distance anatomique convenable, au moyen d'épingles traversant l'axe et servant de pivot, j'ai commencé l'expérience pour la vision directe.

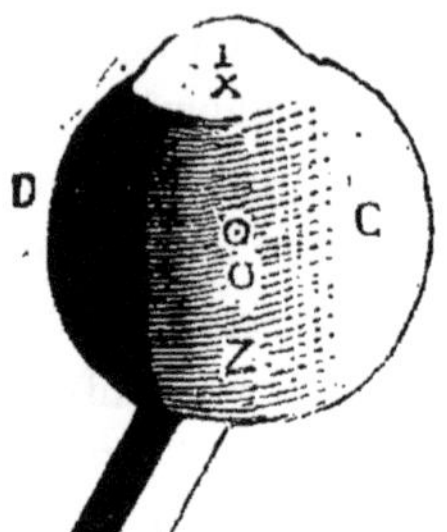

C Distribution du nerf optique droit.
D Idem du gauche.
Z Zone commune.
I Centre de la pupille.
O Projection de l'épingle passant par l'axe vertical et servant de pivot.

REPRÉSENTATION DE L'UNE DES FIGURES DE L'APPAREIL (ŒIL DROIT).

Je traçai donc, sur le plan où reposaient mes figures mobiles, une perpendiculaire au milieu de la ligne qui joignait leurs axes ; je pointai cette ligne, longue de 80 centimètres environ, de distance en distance, et je visai chacun de ces points avec mes deux figures.

L'opération était des plus simples : il me suffisait de tendre un long fil du point supposé visé au centre pupillaire, en le faisant aussi passer par l'axe, et, pour cela, je faisais pivoter doucement mes figures jusqu'à ce que ces trois points fussent en ligne droite ; puis, prolongeant cette ligne jusqu'à la rencontre du bord postérieur de la figure, je marquais avec soin le point de rencontre. Ce point fut sensiblement le même pour le même œil, pour toutes les distances visées ; il était situé à 2 ou 3 millimètres en dehors de la papille optique, sur la zone commune, dans le point où sa couleur grise, mélange des deux teintes, était déjà fortement dégradée vers le noir pour l'œil gauche, vers le blanc pour l'œil droit.

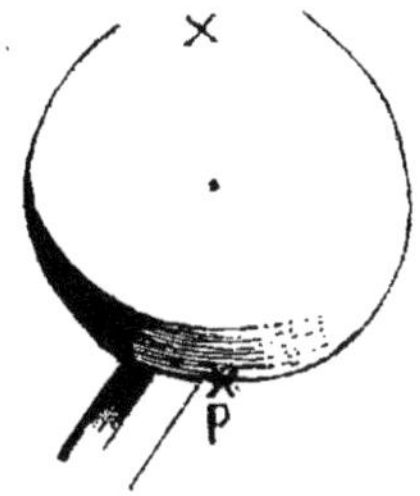

P Point de la vision distincte, obtenu par le procédé décrit (pour l'œil droit).

Pour examiner ce qui se passe dans la vision légèrement oblique, je traçai, un peu en dehors de la ligne des axes du côté gauche et sur cette ligne prolongée, une autre perpendiculaire, que je pointai de distance en distance et dont je visai aussi toutes les sections avec mon appareil. Là encore, le point où l'image venait se former sur la rétine se trouva sensiblement le même pour le même œil, à toutes les distances visées, et ce fut encore, pour chacun des deux yeux, le point de la vision distincte ; de sorte que le problème est ramené à la même solution que pour la vision directe.

La conclusion rigoureuse de ces deux expériences est celle-ci : dans la vision distincte, l'image se peint sur la rétine en un point symétrique pour chaque œil ; elle est recueillie à la fois par les deux nerfs optiques, mais de la manière suivante : 1° fortement par le nerf optique gauche dans l'œil gauche, et par le nerf optique droit dans l'œil droit ; 2° faiblement par le nerf optique droit dans l'œil gauche et par le nerf optique gauche dans l'œil droit.

D'où il suit que le nerf optique droit ramène au sensorium les deux images qu'il est allé recueillir dans chacun des deux yeux, et voici quelle est leur disposition et leur intensité transmises par le même canal et transparentes l'une et l'autre, elles forment un seul corps composé de l'image de l'œil droit forte et de celle de l'œil gauche faible.

Par le nerf optique gauche, le sensorium voit un corps lumineux composé de la réunion de l'image gauche forte avec l'image droite faible.

Chacune des couches optiques est donc impressionnée par une image identique, en ce que pour l'une et pour l'autre l'image de l'œil droit fait corps avec l'image de l'œil gauche, mais ayant cela de spécial, que les parties qui sont en vigueur pour la couche optique droite sont atténuées pour la couche optique gauche, et réciproquement; de sorte que l'épreuve positive du côté droit est en même temps la négative de celle du côté gauche, et que l'épreuve positive de la couche optique gauche est la négative de la couche optique droite.

Il est bien évident que l'acte intime de la perception nous est inconnu et que je ne cherche pas à l'expliquer en faisant faire un pas de plus à ma transmission lumineuse; mais nous devons nous souvenir que la commissure postérieure réunit entr'elles les deux couches optiques, et que surtout les deux nerfs optiques, après avoir traversé les couches, vont se jeter dans les tubercules quadrijumeaux unis entr'eux, et qu'à l'aide de ces voies de transmission les deux épreuves doivent nécessairement se fondre en une seule.

Pour bien connaître les caractères des deux épreuves, et j'appellerai maintenant ainsi les deux corps lumineux constitués par l'impression de la double image oculaire sur l'extrémité double de chacun des nerfs optiques ; pour bien comprendre, dis-je, la manière d'être de chacune des épreuves, nous ne devons pas borner notre étude à la considération d'un seul point lumineux, il nous faut observer une image complète. Mais, pour procéder sans complications inutiles, l'examen de l'image d'une droite parallèle à la ligne qui joindrait le centre des mouvements des deux globes oculaires, et située dans le plan déterminé par le prolongement des deux axes visuels principaux, me paraît suffisant.

Reprenons donc notre appareil et faisons une troisième série d'expériences.

A 40 centimètres du centre des pupilles (la distance importe peu), je construis une perpendiculaire à la ligne qui nous a servi à observer la vision directe d'un point lumineux, perpendiculaire au milieu de la ligne qui joint les axes de nos figures. La dernière ligne construite est la parallèle que je désire observer ; j'y détermine trois points : l'un à l'intersection des deux droites, les deux autres à droite et à gauche, à 10 centimètres du premier.

L'expérience ainsi préparée, je vise le point d'intersection avec les deux figures et je détermine l'endroit où l'image vient se peindre sur chacune des rétines ; c'est celui de la vision distincte que nous connaissons. Puis, maintenant l'appareil immobile, je conduis deux droites de chacun des points latéraux aux centres pupillaires de mes deux figures et je les prolonge jusqu'au bord postérieur; les points où elles coupent ces bords seraient ceux où viendraient se peindre les images des extrémités de la ligne observée. Ainsi se trouve déterminée, sur chacune de nos rétines figurées, la trace de l'image destinée à fournir les épreuves qu'il nous faut étudier.

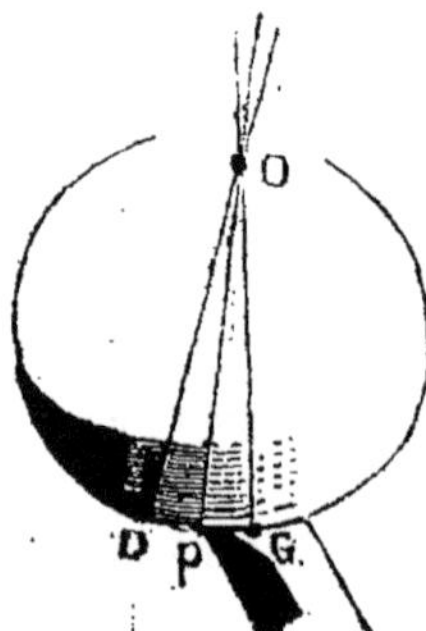

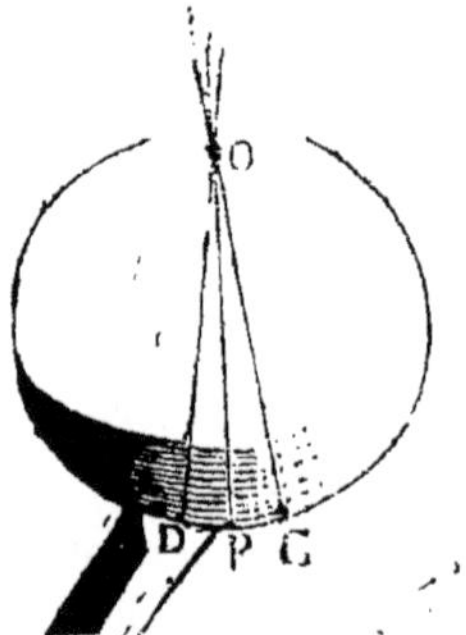

IMAGES OBTENUES DANS LA ZONE COMMUNE PAR LE PROCÉDÉ DÉCRIT.

O O Centre des pupilles.

P P Point de la vision distincte où vient se peindre l'intersection des lignes, centre de la figure et des images.

D D Extrémité *gauche* de l'image, qui reproduit l'extrémité *droite* de la ligne.

G G Extrémité *droite* des images, qui reproduit l'extrémité *gauche* de la ligne.

Je vois tout d'abord que les deux images se peignent dans la zone commune, qu'elles sont renversées, c'est-à-dire que l'image de la moitié gauche de la ligne observée forme la moitié droite de l'image, et j'écarte provisoirement ce détail, parce qu'il est indifférent à la question actuelle; mais je vois, en même temps, que les deux images ont la même disposition; c'est-à-dire que toutes les parties qui se trouvent à gauche du point central, dans l'image oculaire droite, se trouvent aussi à gauche du même point dans l'image oculaire gauche; de même pour la droite des images. Je vois aussi que ces deux images sont égales, et que les parties situées à droite et à gauche du point de vision distincte le sont aussi entre elles; elles paraissent, du moins, sensiblement égales dans l'expérience.

Je pourrais donc placer ces deux images l'une sur l'autre, et toutes leurs parties coïncideraient; cependant, je dois tenir compte de ce détail, qui a probablement une grande importance : c'est que la direction des deux courbes n'est pas la même : la perpendiculaire à la corde de ces deux arcs se dirigeant en avant et un peu à gauche pour l'œil droit, en avant et un peu à droite pour l'œil gauche. En

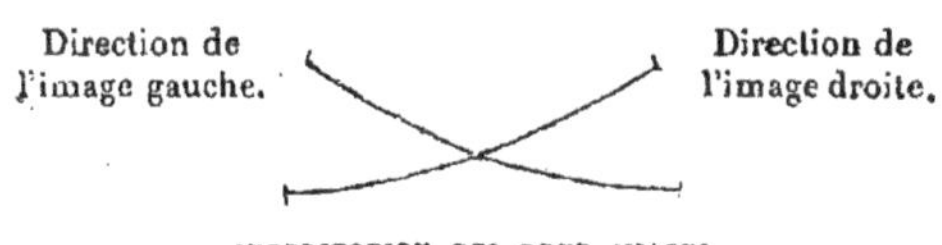

INTERSECTION DES DEUX IMAGES.

(Leur direction est exagérée et grandie à dessein pour mieux faire saisir la démonstration.)

sorte que si je portais les deux figures l'une sur l'autre, en plaçant le milieu de l'une sur celui de l'autre, mais en conservant leur direction, elles se couperaient l'une et l'autre au point de vision distincte, qui serait alors leur seul point commun; la moitié droite de l'image gauche et la moitié gauche de l'image droite se trouveraient en arrière et les deux autres moitiés en avant; c'est probablement cette disposition qui fait que le point de la vision distincte est mathématique, comme Gerdy l'a démontré expérimentalement.

Enfin, l'image de l'œil gauche se trouve surtout dans la parte noire ou dégradant vers cette couleur dans la *zone commune*, et celle de l'œil droit dans la partie blanche ou dégradant vers cette couleur ; mais, dans chacune des deux images, la moitié droite est la plus blanche relativement, et la moitié gauche relativement la plus noire ; on sait, sans que je sois obligé de l'expliquer de nouveau, ce que j'entends par ce langage figuré.

Avec ces données, nous pouvons à présent connaître les élements et la constitution des deux *épreuves* : l'*épreuve* gauche est la réunion de l'image vigoureuse peinte dans l'œil gauche et de l'image affaiblie de l'œil droit. Dans l'une et l'autre de ces images, le côté gauche, qui représente la droite des objets observés, est beaucoup plus fortement accusé, la droite se dégradant de plus en plus. Ces deux images transparentes, transmises par la même voie, se superposent nécessairement et sont vues en une seule masse ; et comme ces deux images n'ont qu'un point commun, celui où elles se coupent, ce point est celui de la vision la plus nette. Enfin, par la manière dont les deux images se superposent, celle de droite est plus rapprochée du sensorium dans sa moitié gauche, et celle de gauche dans sa moitié droite.

L'*épreuve gauche* (1) est donc surtout destinée à donner au sensorium la connaissance de la moitié

(1) Voici une observation qui donne une idée exacte de ce qui

gauche des images, qui correspond à la droite des corps lumineux (à celle de leurs moitiés qui est à

arrive lorsque l'épreuve droite est supprimée par une cause pathologique, et que l'épreuve gauche est seule transmise au cerveau.

Un de mes clients, forcé chaque année, à époque fixe, de se livrer à un travail intellectuel excessif, se trouve atteint, pendant un certain temps, d'une surdité de l'oreille droite. L'oreille moyenne et l'oreille externe sont saines, et la surdité ne peut être attribuée qu'à un état congestif du nerf auditif droit : congestion fugace, car, sans causes connues, ce malade recouvre temporairement, en pleine crise, l'usage du sens ; puis, quand la fatigue a cessé, l'ouïe revient en laissant subsister cependant une légère paresse de l'oreille droite.

Vers le commencement d'octobre 1864, l'ouïe avait recouvré son état accoutumé, quand, à la suite d'un refroidissement brusque et intense, notre malade fut frappé d'un tout autre accident : une névralgie sus-orbitaire droite très-douloureuse l'atteignit, dura vingt-quatre heures seulement et ne se reproduisit plus ; mais ce qu'il y eut d'inusité et de bizarre dans cette affection, c'est qu'elle fut accompagnée d'hémiopie ; en effet, tant que dura la névralgie, le malade ne vit très-distinctement que *la droite des objets* : si, par exemple, il regardait le mot JOURNAL écrit en gros caractères, les deux premières lettres du mot, le J et l'O, manquaient totalement ; il voyait, au contraire, assez clairement, les cinq autres lettres, mais d'autant plus distinctement qu'elles étaient plus à droite, et la dernière était la plus nette. Qu'il ouvrît les deux yeux ou qu'il fermât le gauche en tenant le droit ouvert, ou bien le gauche ouvert avec le droit fermé, le même phénomène se reproduisit constamment. La crise était passée quand je vis mon malade, et je ne pus savoir si l'image, déformée pour les deux yeux, était plus affaiblie pour l'un d'eux.

Comment expliquer ce trouble de la vision ? Je n'y éprouve aucune difficulté. A la base du crâne, au point où le nerf de la cinquième paire, après avoir traversé le ganglion de Gasser, s'est trifurqué, la branche supérieure ophthalmique de Willis est immédiatement sous-jacente à la portion du nerf optique du même côté, qui s'étend notre droite) ; ceux-ci, conséquemment, sont vus au moyen de cette épreuve, de plus en plus vigoureux de gauche à droite et de plus en plus atténués de droite à gauche.

L'*épreuve droite* présente toutes les dispositions inverses de l'*épreuve gauche* ; la seule coïncidence a lieu dans le point d'intersection qui est le même, ce qui donne la même position relative des images.

En donnant au sensorium la connaissance de l'image vive de l'œil droit et de l'image affaiblie de l'œil gauche, elle lui présente surtout la droite de ces deux images ; et, comme elle répond à la gauche des corps lumineux, la couche optique droite doit nécessairement voir les objets de plus en plus accusés de la droite vers la gauche, de plus en plus effacés de la gauche vers la droite.

On le voit donc, ainsi constituées, les deux épreuves ne peuvent se passer l'une de l'autre. Aussi sont-elles raccordées l'une à l'autre au moyen des fibres de la commissure postérieure, ou mieux par les tubercules quadrijumeaux : l'une et l'autre de ces voies faisant communiquer entr'elles les deux couches optiques.

de la couche optique au chiasma ; les filets nerveux, qui vont bientôt constituer le rameau frontal de l'ophthalmique, sont plus particulièrement en contact avec le nerf optique. J'admets qu'une congestion temporaire ait frappé ce point commun à droite : il en est résulté une névralgie du côté de la branche ophthalmique et une paralysie du nerf optique droit. Le résultat de cette paralysie, c'est l'absence de transmission de l'*épreuve droite*. Le sensorium ne prend plus alors connaissance que de l'*épreuve gauche*, chargée de lui rapporter la gauche des deux images oculaires qui reproduit *la droite des corps lumineux*.

Ces deux moitiés d'un tout unique s'adaptent, se fondent et forment alors cet objet lumineux simple et complet dont le sensorium prend connaissance.

Qu'il me soit permis de terminer ce travail par une comparaison grossière, il est vrai, mais qui précise et résume toute ma pensée.

L'industrie humaine avait à résoudre ce problème, assez semblable à celui de la vision simple : étant donnés deux chevaux attelés de front sur une voiture, imprimer à tout l'ensemble l'unité de mouvement. Comment a-t-elle procédé ? Elle a reproduit, sans le savoir, les dispositions de l'appareil optique ; car l'intelligence de l'homme est un reflet de l'intelligence de Dieu. L'industrie humaine a donc placé sur le siége de la voiture un cocher, tenant en ses mains deux guides, une droite et une gauche; ell ea divisé l'extrémité de chacune de ces guides en deux lanières, dont l'une, celle qui est en dehors, va s'attacher à droite, au côté droit du mors du cheval de droite ; à gauche, à l'extrémité gauche du mors du cheval de gauche. Puis, elle a croisé les deux lanières placées en dedans pour aller accrocher la lanière de droite, à l'extrémité droite du mors du cheval de gauche, et la gauche, à l'extrémité gauche du mors du cheval de droite ; et le problème a été résolu. Et si, maintenant, nous comparons pièce par pièce l'appareil créé par l'homme avec celui que Dieu créa, nous voyons que les deux chevaux, avec leurs deux mors, représentent les deux yeux avec la double image ; les lanières qui terminent les guides sont les divisions des nerfs optiques, et les guides ces nerfs eux-mêmes ; les deux lanières moyennes sont l'imitation parfaite du chiasma; les mains du cocher sont les couches optiques, et le cocher, dont la volonté une imprime une direction unique aux deux moteurs, c'est la commissure postérieure, ou mieux les tubercules quadrijumeaux. Enfin, voyez le maître qui donne ses ordres au domestique et au profit duquel l'équipage est entraîné d'un mouvement simple, régulier et parfaitement homogène : voilà le sensorium.

AGENTS MOTEURS DU THORAX

MIS EN ACTION

DANS UN NOUVEAU MODE OPÉRATOIRE

INSTITUÉ POUR PRODUIRE LA RESPIRATION ARTIFICIELLE

Ayant désiré m'assurer par moi-même de l'efficacité du mode opératoire mis en œuvre par M. le docteur Vastel, directeur de l'École de médecine de Caen, pour produire artificiellement des mouvements respiratoires étendus, et dont M. le docteur Denis, son chef de clinique, a rendu compte à l'Académie de médecine, j'ai répété les expériences, avec l'aide de mes élèves, à l'amphithéâtre de notre École : j'ai pu me convaincre de l'excellence de ce procédé, qui réussit même dans des cas où la poitrine présente des lésions d'une certaine gravité, et n'échoue que si ces lésions ont rendu le tissu pulmonaire imperméable dans sa presque totalité.

Le récit de l'une de nos expériences rappellera le manuel opératoire, en prouvant la vérité de la proposition précédente.

Le 12 janvier 1863, nous avions à notre disposition le corps d'un vieillard, décédé le 9 du même mois ; ses muscles étaient assez développés ; il portait à la région du cœur des traces de vésicatoires récemment appliqués, et, au niveau de la quatrième côte en avant, à droite et à gauche, les escharres de deux cautères.

Expérience.—Je fais maintenir dans une immobilité parfaite les jambes et le bassin du sujet sur un plan horizontal ; la tête est fixée de même. Un élève prenant alors à pleines mains le tiers supérieur des bras, au-dessous du moignon des épaules, porte le sommet acromial dans une direction oblique, en haut, en avant et un peu en dedans ; ensuite, il ramène les épaules en sens inverse au point de départ, en décrivant un mouvement de manivelle allongé.

Ce mouvement est à peine répété trois ou quatre fois que nous entendons très-clairement les bruits si connus de la grande respiration, quand elle s'effectue par la bouche, et ils se répètent aussi longtemps que dure l'expérience. Laissant alors la tête suivre les mouvements imprimés aux épaules, nous remarquons que ceux-ci s'effectuent plus librement : aussi, les bruits produits par l'entrée et l'issue de l'air sont-ils plus intenses : ils simulent parfaitement la respiration des gens essoufflés.

L'autopsie de la poitrine nous montra que le sujet était peu favorable à l'expérience ; la cavité pleurale du côté droit contenait un épanchement d'environ 2 litres de sérosité sanguinolente ; celle du côté gauche présentait des adhérences nombreuses, et le sommet du poumon était fortement engoué ; cependant, il surnageait encore dans un vase rempli d'eau, quand nous voulûmes pratiquer la docimasie hydrostatique.

Mes expériences, répétées un grand nombre de fois, m'ont convaincu de l'efficacité du procédé de M. Vastel ; l'auscultation de la poitrine n'est pas, dans ce cas, nécessaire pour constater l'introduction de l'air dans les poumons ; il y pénètre évidemment, mais plus ou moins librement, suivant l'état plus ou moins sain de ces organes. Puisque cette introduction est un phénomène physique, résultat du vide virtuel déterminé par l'ampliation de la poitrine, il est complètement indépendant de la vitalité. A son entrée, ainsi qu'à sa sortie, l'air fait bruyamment vibrer la glotte : où donc irait-il s'il n'allait dans les poumons ?

Nous n'avons pas besoin d'une mesure exacte de la quantité d'air introduite pour être assurés qu'elle doit être considérable, si nous tenons compte de l'ampleur des inspirations. Du reste, la physiologie nous apprend qu'il suffit à chaque inspiration qu'un tiers de l'air contenu dans les poumons soit renouvelé, et tous ceux qui auront entendu respirer un sujet soumis au procédé de M. Vastel seront convaincus, comme moi, que ce procédé introduit dans la poitrine une quantité d'air plus que suffisante aux besoins de la respiration.

Il m'a paru intéressant de rechercher quels étaient les agents moteurs du thorax, dans cette méthode de respiration artificielle. Les muscles n'étant plus alors des organes contractiles, mais bien de simples cordages attachés à des leviers représentés par les côtes, il suffisait de constater, au moyen d'une dissection attentive, quelles étaient les cordes tendues et les cordes relâchées.

J'ai donc mis à nu tous les muscles de la première couche du côté gauche du thorax, sur l'un des sujets ayant fourni de bons résultats à l'expérience ; j'ai aussi enlevé la peau du moignon de l'épaule, jusqu'au-dessous des attaches du grand pectoral, du grand dorsal et grand rond à l'humérus; j'ai prolongé ma dissection en haut, de manière à découvrir entièrement le trapèze, et en bas jusqu'à l'origine du grand dorsal. Après la préparation faite, j'ai reproduit les mouvements du procédé respiratoire et j'ai constaté, tout d'abord, qu'à aucun temps de l'élévation du bras, même quand il est le plus porté en avant, aucun des faisceaux du grand pectoral n'est tendu; il est, au contraire, extrêmement lâche et plissé sur lui-même. J'ai même essayé de tendre ce muscle en portant le mouvement aux dernières limites de l'expérience, et faisant décrire au coude un arc de cercle de 90 degrés, prenant l'articulation scapulo-humérale pour centre et l'humérus pour rayon; or, à cette limite extrême, tout le grand pectoral est resté flasque. Lorsque le bras, après avoir été ramené à sa position anatomique, est ensuite porté en arrière, le faisceau claviculaire du grand pectoral et son faisceau costo-sternal sont tendus; ce muscle agit donc comme expirateur. Il a pour l'aider dans cette fonction les forces expiratrices élastiques, maintenant si bien connues des physiologistes.

Les faisceaux qui forment les digitations costales du grand dorsal sont un peu tendus dans le mouvement d'élévation ; ils contribuent pour une faible partie à l'inspiration.

J'ai ensuite fendu le grand pectoral en travers et découvert le petit pectoral ; puis, j'ai préparé le grand dentelé vers ses attaches à l'omoplate ; mais, afin de ne pas me placer dans des conditions autres que celles de l'expérience, je me suis borné à enlever le tissu cellulaire dans le creux de l'aisselle, et à dégager, par ce moyen, la face antérieure de l'omoplate de ses adhérences avec la cage thoracique. Répétant ensuite les mouvements du procédé, j'ai pu m'assurer que le petit pectoral était extrêmement rigide dans l'élévation du moignon de l'épaule, et que, dans ce même mouvement, les digitations du grand dentelé étaient d'autant plus tiraillées et tendues qu'elles étaient plus inférieures, et qu'il y a une différence très-nette entre ceux des faisceaux de ce muscle qui s'attachent à l'angle inférieur de l'omoplate, et ceux qui s'attachent à son bord postérieur : les premiers étant bien évidemment inspirateurs dans l'expérience, et les derniers indifférents ou même purement expirateurs.

Désarticulant ensuite, avec beaucoup de ménagement, la clavicule à son articulation acromiale, j'ai pu me convaincre que le muscle sous-clavier, trop obliquement inséré, n'était presque pas tendu quand nous portions en haut et en avant l'extrémité désarticulée de la clavicule, de laquelle j'avais détaché les insertions du trapèze et du sterno-mastoïdien ; mais, en divisant le muscle sous-clavier et me rapprochant de l'articulation sterno-claviculaire, j'ai disséqué et mis à nu le ligament costo-claviculaire de cette articulation; et, répétant le mouvement inspirateur du procédé, c'est-à-dire portant en haut et en avant l'extrémité acromiale de la clavicule, non-seulement j'ai distendu le ligament mis à nu, mais encore j'ai vigoureusement enlevé la première côte dans la même direction; et, par transmission à l'aide des intercostaux, toute la cage thoracique a suivi le mouvement ascensionnel.

Ainsi, pour conclure, je pense que les agents de l'inspiration dans l'expérience dont je viens d'étudier le mécanisme, sont: le ligament costo-claviculaire, le petit pectoral et le grand dentelé, par ses digitations costales inférieures, s'insérant, d'autre part, à l'angle inférieur de l'omoplate; le grand dorsal, par ses insertions aux fausses côtes, contribue aussi au mouvement dans une faible proportion; enfin, les intercostaux transmettent, d'une côte à l'autre, le mouvement imprimé au premier de ces os par la traction du ligament costo-claviculaire.

Dans l'expiration, le grand pectoral et le grand dentelé, ce dernier par ses digitations costales supérieures insérées, d'autre part, au bord postérieur de l'omoplate, sont les deux seules puissances actives: le phénomène se produisant en grande partie, comme dans l'expiration normale, par restitution de la cage thoracique à son état de repos, sous l'influence des puissances élastiques que tout le monde connaît.

Caen, typ. F. Le Blanc-Hardel.

www.ingramcontent.com/pod-product-compliance
Ingram Content Group UK Ltd.
Pitfield, Milton Keynes, MK11 3LW, UK
UKHW020215200726
13856UKWH00004B/1416

9 782012 396241